LEÇON D'OUVERTURE

DU COURS

DE

PATHOLOGIE MÉDICALE

DE

M. LE PROFESSEUR JACCOUD

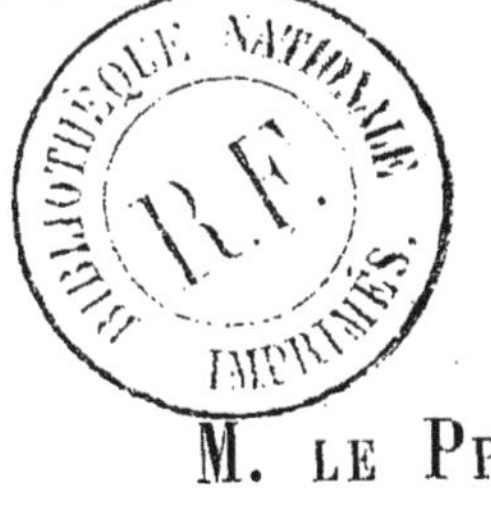

BIBLIOTHÈQUE NATIONALE
R.F.
IMPRIMÉS.

---

31 JANVIER 1877

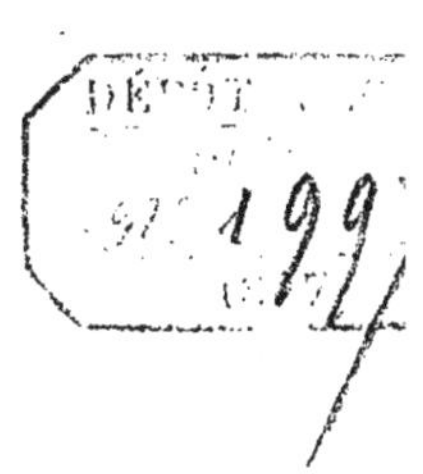

PARIS

V. ADRIEN DELAHAYE et Cⁱᵉ, LIBRAIRES-ÉDITEURS

PLACE DE L'ÉCOLE DE MÉDECINE, 3

—

1877

COURS DE PATHOLOGIE MÉDICALE

LEÇON D'OUVERTURE

(31 JANVIER 1877)

MESSIEURS,

Je ne suis pas seulement touché, je suis sincèrement et profondément confus de vos applaudissements; et comment n'en serait-il pas ainsi, alors que je dois reconnaître que je n'ai rien fait encore pour les mériter? Votre accueil n'est point celui d'une réception, il conviendrait à une récompense; mais, par une de ces généreuses et confiantes anticipations qui sont le propre de la jeunesse, vous escomptez l'avenir à mon profit, et à l'émotion qui étreint infailliblement celui qui affronte pour la première fois cette chaire, but suprême de tant d'efforts, vous ajoutez l'appréhension non moins grave qu'impose la conscience d'une dette d'honneur que l'on n'est pas certain de pouvoir acquitter.

Vous ne trouverez donc pas mauvais, qu'obéissant aux conseils de la prudence, je cherche avant tout à alléger cette dette si lourde, et vous permettrez qu'au lieu de retenir pour moi les témoignages sympathiques que vous m'avez si libéralement prodigués, je les reporte en légitime hommage aux hommes éminents qui ont été chargés, dans ces dernières années, des chaires de pathologie médicale.

Pour deux d'entre eux, hélas! cet hommage est un devoir funèbre. Béhier et Axenfeld ne sont plus; pourtant ils n'ont pas disparu tout entiers : chez tous ceux qui ont eu la bonne fortune de suivre leurs

LEÇON D'OUVERTURE

DU COURS

DE

PATHOLOGIE MÉDICALE

PARIS. — MPRIMERIE E. MARTINET, RUE MIGNON, 2.

leçons, si riches de fond, si entraînantes de forme, ils sont vivants encore par le souvenir de l'éclat inusité qu'ils ont jeté sur cet enseignement. Quant à ceux qui, moins heureux, n'ont pu les entendre ici, ils s'associeront, eux aussi, et de plein cœur, au culte de ces mémoires vénérées, s'ils savent que ces maîtres sont tous deux morts à la peine, victimes de leur indomptable ardeur pour le travail, et de leur infatigable dévouement aux intérêts de la science et des élèves. Il est des pertes qui ne peuvent être réparées, et dont il faut se borner à constater l'étendue.

Nous pouvons, heureusement, envisager avec plus de sérénité le vide laissé dans cette enceinte par les deux professeurs de pathologie qui l'ont occupée en dernier lieu ; car, s'ils ont quitté cette chaire, c'est pour porter ailleurs la sphère de leur activité ; ils poursuivent, aujourd'hui, sur un terrain plus digne d'eux, l'œuvre qu'ils ont commencée, et ils continuent à travailler à votre avancement, en mettant au service de votre éducation médicale les précieuses et inépuisables ressources de leur savoir et de leur vaste expérience.

MESSIEURS,

Dans toutes les branches de nos connaissances, l'analyse des classifications successivement adoptées et délaissées est une source puissante de lumière, qui éclaire plus vivement que toute autre la filiation des progrès et l'évolution générale des choses. Mais s'il s'agit d'une science d'origine ancienne, qui a subi pendant des siècles toutes les fluctuations des doctrines philosophiques, tous les égarements de l'esprit de système ; et si, à côté de cette mobilité sans pareille, on constate une fixité sans égale dans les classifications suivies, oh ! alors, l'intérêt redouble, car on peut être assuré que l'examen des causes qui ont tardivement modifié un principe de classement si longtemps immuable, sera fécond en révélations imprévues et en enseignements de premier ordre.

Eh bien ! il en va précisément ainsi pour la médecine ou, pour dire plus exactement, pour la pathologie médicale.

Ouvrez un traité de nosographie de nationalité quelconque, de date quelconque, mais antérieure à notre époque, vous retrouverez partout et toujours le même principe de distribution ; les dissemblances ne portent que sur les points secondaires. Ouvrez un traité de pathologie de nationalité quelconque, mais de date actuelle, vous ne voyez plus vestige du système ancien, et vous constatez, en revanche, une classification nouvelle qui, dans ses parties fondamentales, est, elle aussi, toujours la même. Ainsi, malgré des oscillations théoriques sans nombre, malgré l'antiquité à peine commensurable de ce genre d'études, les classifications suivies pour l'exposé didactique et d'ensemble de la pathologie médicale ne sont qu'au nombre de deux, la disposition alphabétique étant une énumération et non point un classement; voilà le premier fait qui ressort de cet examen comparatif; il en apprend un autre qui est bien propre à faire réfléchir, c'est que la classification nouvelle a rapidement usurpé, et sans réserve, la place de sa devancière, qui avait pourtant régné sans partage pendant de longues séries d'années : la déchéance de la première est totale, l'avénement de la seconde est universel, de telle sorte qu'à vrai dire, et par une exception unique, les deux méthodes se sont succédé ayant à peine eu le temps d'être rivales.

La pathologie réalise donc cette situation spéciale à laquelle j'attribuais naguère un intérêt majeur; et il l'est bien en effet; car cette simple substitution de principes nosotaxiques implique une réforme de doctrine et une rénovation complète de toutes les branches de la science médicale. La preuve, vous l'aurez évidente, indéniable, si vous la demandez aux caractères respectifs de ces deux modes de classification.

La méthode ancienne prend pour premières bases de division un certain nombre de phénomènes ou d'états morbides arbitrairement choisis, et elle répartit les maladies en un nombre égal de classes; de là cette distribution : les fièvres, — les inflammations, — les exanthèmes, — les maladies impétigineuses, — les flux, — les rétentions, — les névroses, — à quoi l'on peut ajouter, avec d'autres pathologistes de la même école, les lésions de nutrition et les produits morbides accidentels. Les divisions secondaires n'ont pas de point de départ univoque; elles sont tirées tantôt de la marche de la maladie, comme dans la classe des fièvres; tantôt du siége, comme dans les inflammations; ailleurs elles sont demandées aux caractères d'un produit morbide; ainsi, les flux sont sanguins, muqueux, séreux ou mixtes; les rétentions sont aériennes, mucoso-lymphatiques, sanguines, aqueuses;

ou bien, enfin, ces divisions sont fondées sur une conception tout à fait arbitraire, comme il arrive pour les névroses, qui sont distinguées en débilités, convulsions et douleurs.

Voilà les faits : envisageons-les d'un peu plus près.

Les divisions fondamentales sont fautives par défaut de parité ; la caractéristique de la classe est souvent un simple symptôme, flux, exanthème ; — c'est, ailleurs, un phénomène qui est une pure hypothèse, d'où une erreur inévitable sur toute la classe correspondante, ainsi pour les rétentions, où les calculs urinaires sont placés comme rétention hétérogène ; — c'est aussi une de ces opérations morbides complexes que la pathologie générale étudie sous le nom d'éléments morbides communs, telles que la fièvre et l'inflammation. La même confusion, la même disparité, vous la retrouvez dans la constitution des ordres et des genres ; et, dans cette classification que l'on a appelée nosologique, je ne puis voir, quant à moi, qu'un système entaché d'arbitraire et d'illogisme ; car il est basé sur la simple considération de phénomènes apparents, qui sont choisis comme moyens de division, précisément à cause de leur apparence objective, quelles qu'en soient d'ailleurs l'importance réelle et la signification pathologique.

Dans l'application les conséquences sont étonnantes.

Le critérium des classes étant presque toujours un phénomène symptomatique, la classe doit nécessairement contenir toutes les conditions morbides qui présentent ce phénomène, fût-il d'ailleurs isolé ; aussi trouvons-nous classées et décrites comme maladies un bon nombre d'anomalies, qui sont des symptômes et non pas des maladies : les pétéchies et les miliaires sont dans les exanthèmes ; — le ptyalisme et l'épiphora dans les flux séreux ; — l'hématémèse et l'hématurie sont rangées dans les flux sanguins ; — le vomissement prend place dans les flux mixtes ; — l'ischémie nasale, dont le nom même est une surprise, figure dans les rétentions sanguines ; — et puis, vous rencontrez dans les névroses le vertige, la dysphagie, le tremblement et les coliques.

Or tous ces phénomènes, et bien d'autres encore qui pourraient en grossir la liste, ressortissent à la sémiologie ; ils sont étrangers à la pathologie.

Ce n'est pas tout.

Le caractère distinctif des classes et des genres étant fourni par un phénomène unique, on arrive fatalement à rapprocher les choses les plus hétérogènes. Dans les exanthèmes, les pétéchies sont à côté de l'urticaire, le pemphigus et les aphthes à côté de la variole et de la rougeole, et cela, parce qu'ils ont tous pour caractéristique un exanthème scabreux. — Dans les flux séreux, l'épiphora est voisin du diabète. — Dans les flux mixtes on n'est pas peu étonné de trouver la rumination à côté du choléra et de la dysentérie. — Dans les rétentions aqueuses, la rétention d'urine côtoie les hydropisies. — Dans l'ordre des débilités, on rencontre l'apoplexie, la dysphagie, la syncope et l'asphyxie, tandis que dans l'ordre des douleurs, on se heurte à un bizarre assemblage où l'on trouve pêle-mêle le tic douloureux de la face, le mal de dents et la goutte. — Il n'y a pas à vrai dire de quoi beaucoup surprendre, car, dans l'un des genres des produits morbides accidentels, vous voyez le cancer tenir compagnie au trichiasis des voies urinaires et aux calculs biliaires.

C'est à ne pas croire, n'est-il pas vrai ? Vous vous imaginez peut-être que tout cela a été écrit il y a quelque cinq cents ans, et que je vous présente ici une première et informe ébauche de classification ; détrompez-vous, il n'en est rien. Cette classification est textuellement exposée et rigoureusement suivie par Jean-Pierre Frank, dont l'ouvrage a été achevé en 1820, et a eu encore depuis lors plus d'un imitateur.

Ce singulier amalgame, qui vous permet d'apprécier la valeur de cette méthode nosotaxique, peut aussi vous donner l'idée de ce qu'était, à cette même époque, l'état de la pathologie ; car les rapprochements que je viens de vous signaler ne sont pas seulement des vices de classement, ils constituent en eux-mêmes des fautes graves de pathologie, soit générale, soit spéciale.

Mais je n'en ai pas fini avec les conséquences de cette prétendue classification.

Je vous ai montré qu'elle rapproche des choses tout à fait disparates, elle fait pis encore : elle éloigne, elle dissocie de vive force des choses logiquement voisines. Voulez-vous, par exemple, étudier la pathologie des poumons ? vous en trouverez un fragment dans les inflammations, ou dans les fièvres, selon le nosologiste ; puis vous irez en chercher une autre partie dans les hydropisies ; après quoi vous devrez vous adresser aux produits morbides accidentels ; ce qui ne vous exemptera pas, si vous voulez être complets, de faire une petite visite aux flux et aux convulsions. Et d'où vient une si regrettable disjonction ? Tout simplement de ce que la méthode ne donne pas le premier rang au siége organique des maladies; c'est là son vice le plus radical.

Vainement dit-on qu'on rapproche étroitement les choses réellement semblables, parce qu'on les groupe suivant les analogies de nature; je ne puis l'entendre; ce soi-disant rapprochement est un leurre. Certes, au point de vue de la nature, pour parler le langage des nosologistes, rien n'est plus voisin que deux inflammations aiguës; et pourtant, quel rapport pouvez-vous trouver qui justifie la juxtaposition de l'encéphalite et de la pneumonie? Rien n'est plus éloigné, au point de vue de la nature nosologique, que l'inflammation aiguë et le cancer; et pourtant, n'y a-t-il pas plus d'analogie rationnelle, plus de similitude pathologique entre l'encéphalite et le cancer du cerveau, qu'entre le cancer du cerveau et celui de l'œsophage, deux maladies qui sont cependant de même nature. L'ascite et l'hydrothorax sont de même nature aussi, ce sont deux hydropisies : je vous défie d'y trouver un point de contact, soit pathologique, soit clinique; que de connexités au contraire entre l'hydrothorax et la pleurésie aiguë, deux maladies pourtant fort distantes l'une de l'autre en nosologie, connexités qui sont telles, qu'on en retrouve l'empreinte jusque dans l'intervention thérapeutique.

Il serait superflu de multiplier ces exemples; ceux-là suffisent pour vous éclairer sur la valeur réelle de ce rapprochement nosologique.

En pathologie, Messieurs, comme en clinique, ce qui crée les analogies, ce qui établit les dissemblances, c'est la question de siége et non pas la question de nature. Il y aura toujours plus de rapport entre deux maladies d'un même organe, quelque disparates que soient en elles-mêmes ces maladies, qu'entre deux maladies semblables de nature, mais siégeant dans deux organes différents. La raison, vous la pressentez : les phénomènes par lesquels les maladies se manifestent, ne sont, en définitive, que des troubles dans les fonctions des organes atteints; or, ces fonctions pour un organe donné sont toujours identiques; du moment donc que ce sera le même organe qui est en jeu, les perturbations qui en révèlent l'altération seront nécessairement marquées de similitude, puisqu'elles ne sont autre chose que la déviation d'une fonction toujours la même. Imaginez toutes les natures de maladie que vous voudrez, vous ne ferez jamais sortir de la pathologie de l'appareil d'innervation que des désordres d'idéation, de motilité, de sensibilité et de nutrition, dont le groupement seul pourra différer. Passez en revue toutes les natures de maladies connues, vous ne tirerez de la pathologie locale du poumon que des troubles mécaniques et chimiques de la fonction respiratoire, avec leurs conséquences, l'altération du sang par vice d'hématose, et les effets éloignés de cette dyscrasie sur la nutrition et sur l'ensemble des tissus. Et ainsi des autres organes.

C'est donc la question de siége qui est le fait primordial; c'est elle qui doit servir de point de départ à toute tentative de groupement, puisque la loi première et fondamentale des classifications est le rapprochement des affinités selon l'ordre de leur importance. Eh! bien, affinité de siége avant tout, affinité de nature, ou toute autre, en seconde ligne, telle est la subordination véritable; le renversement de cette hiérarchie naturelle a été le plus grand obstacle aux progrès de la pathologie.

En effet, la considération du siége organique des maladies étant reléguée au dernier plan, la conception des symptômes n'avait pas de base solide, ou plutôt, elle n'en avait aucune, car ils étaient simplement enregistrés et non pas conçus. Le rapprochement si fructueux des symptômes et des lésions restait dans l'ombre; les phénomènes morbides, rapportés à la nature de la maladie, bien plutôt qu'au trouble fonctionnel des organes malades, n'avaient d'autre raison d'être que le fait même de leur existence révélée par l'observation, et lorsqu'il s'agissait d'en retracer l'exposé, il n'y avait d'autre fil conducteur que l'ordre chronologique non motivé de leur succession. Les descriptions étaient admirables de fidélité, saisissantes souvent dans l'expression, mais les plus parfaites même de ces descriptions n'en restent pas moins de simples énumérations de symptômes, qu'aucun lien ne rattache entre eux. Aussi ces tableaux pathologiques, qui charment le médecin dont l'éducation est achevée, ne sont pour le novice qu'un confus et incohérent assemblage de phénomènes; il ne trouve entre eux aucun rapport logique qui l'aide à les concevoir et, partant, à les fixer dans son esprit; s'il veut apprendre à cette source la symptomatologie d'une maladie, il est réduit à l'apprendre par cœur : je vous l'affirme, j'ai passé par là.

Telle est la classification nosologique. Erronée dans son point de départ, elle prend pour bases de division des éléments disparates et accessoires; elle méconnaît la valeur respective des faits; en négligeant la notion primordiale du siége, elle enlève aux symptômes la raison tangible qui en éclaire la genèse, et elle aboutit enfin à une étude purement empirique des maladies. La situation était grave, il faut en convenir, car la pathologie était enserrée dans cette classification comme dans un cercle sans issue : elle n'était point assez éclairée pour pouvoir changer de méthode, et la méthode suivie la condamnait à l'obscurité.

Combien est différente, Messieurs, la classification anatomique que nous voyons aujourd'hui universellement adoptée. A l'inverse de son aînée, elle prend pour base de classement et d'étude le siége organique des maladies et présente dans autant de classes distinctes les maladies des grands appareils. Les divisions secondes sont encore fournies par le siége : la classe des maladies de l'appareil respiratoire, par exemple, est décomposée en ordres consacrés aux maladies du larynx, des bronches, des poumons, de la plèvre, etc. Les divisions tertiaires sont empruntées aux éléments morbides communs, et, dans chaque ordre d'organes, sont successivement étudiées la congestion, l'hémorrhagie, l'inflammation, l'hydropisie, etc. Aux maladies à siége organique constant et univoque, qui méritent le nom de maladies localisées, la classification oppose, sous le chef de maladies généralisées, celles qui présentent des localisations multiples et diffuses ; et les divisions secondes de ce vaste groupe, je les demande, pardon, je veux dire, elle les demande à l'étiologie, qui lui montre bientôt trois ordres distincts, savoir : les maladies infectieuses, les maladies par altération constitutionnelle de la nutrition, et les intoxications.

Contraire à la méthode ancienne dans son point de départ, la classification nouvelle, si toutefois l'on sait l'utiliser, a naturellement des conséquences tout opposées : avec sa base organique, elle échappe au danger de classer comme maladies des désordres qui ne sont que des symptômes ou des syndromes ; groupant les maladies d'après leur siége, elle obéit à la loi logique qui exige le rapprochement des affinités prépondérantes ; réunissant dans un même groupe toutes les maladies localisées dans un organe, la méthode, toujours à la condition que l'on sache en tirer parti, conduit à l'étude comparative des divers états morbides dont un même organe peut être le siége, et de cette comparaison jaillit bientôt une vérité de premier ordre qui domine toute la pathologie, à savoir que, quelle que soit la nature de la maladie, les symptômes sont toujours contenus dans la sphère des attributions fonctionnelles de l'organe lésé, qu'ils y sont rigoureusement adéquats, et que les dissemblances, issues de la différence de nature, ne portent que sur l'enchaînement et la marche des phénomènes, ou bien sur les éléments morbides communs : à la mobilité confuse de la symptomatologie nosologique, je peux dès lors opposer l'immutabilité précise de la symptomatologie organique.

Cette notion de l'immutabilité est féconde, car elle conduit à un autre principe qui permet d'étendre la classification organique au delà de ses limites primitives. Du moment, en effet, qu'il est reconnu que les symptômes sont indissolublement unis aux fonctions des organes, on peut déduire des symptômes eux-mêmes le siége organique du mal ; de là la possibilité de classer organiquement un certain nombre de maladies qui n'ont pourtant pas de lésion uniforme et constante ; tel est le cas pour les névroses, par exemple, le siége physiologique révélé par les symptômes remplaçant ici le siége anatomique. Quelle extension imprévue dans les applications ! Nous ne sommes pas au bout.

Cette considération du siége organique, que l'adepte de la nouvelle méthode prend pour point de départ, il la poursuit dans l'étude de chaque maladie isolément, et il arrive, plus ou moins vite, mais il arrive sûrement, par une tendance naturelle de l'esprit, à rapprocher les symptômes des lésions, comme on rapproche les effets de leurs causes. Dès lors, il ne voit plus dans ces symptômes les opérations arbitraires et inexplicables d'un être mystérieux qui a nom maladie ; il y voit simplement les effets des altérations organiques, et c'est à ces altérations qu'il demande la raison d'être et l'interprétation des phénomènes morbides. La conséquence est un changement radical dans le mode descriptif des maladies : ce n'est plus, comme tantôt, une simple énumération chronologique qui ne parle qu'à la mémoire, c'est une série de déductions pathogéniques qui s'adressent à l'entendement, et dont tous les termes sont unis par une constante subordination que l'anatomie et la physiologie permettent de prévoir.

Ainsi donc, vous le voyez, Messieurs, à chacune des défectuosités de la méthode nosologique, la classification organique oppose un avantage ; le progrès est immense, à ce point qu'il est incontesté, et le seul fait qui puisse étonner ici, c'est que la réalisation de ce progrès ait été différée jusqu'à devenir contemporaine.

Et pourtant, la doctrine médicale qui a engendré cette classification ne date pas de notre temps, il s'en faut ; l'organicisme, d'où est née la méthode, a pris naissance le jour où Galien a écrit en tête de l'un de ses traités : *De locis affectis,* et depuis cette époque lointaine, l'idée a traversé les âges sans avoir jamais manqué de défenseurs. Ce n'est donc pas le principe qui a fait défaut ; mais il ne suffit pas de poser des formules, il faut avoir les moyens de les appliquer, sinon le principe reste à l'état de théorie stérile ; c'est justement ce qui est arrivé. La doctrine était formulée, mais l'application, j'entends une application complète, exacte et féconde, demeurait impossible.

Reportez-vous au parallèle des deux modes de classement et d'étude, et vous saisirez bientôt les conditions préalables qu'exigeait l'adoption de la méthode nouvelle.

Avant de prendre pour base le siége organique des maladies, il fallait connaître les altérations des organes, d'où la nécessité de l'anatomie pathologique, laquelle implique elle-même l'anatomie normale dans toutes ses branches, y compris l'anatomie générale ; — pour pouvoir interpréter les symptômes comme des troubles fonctionnels, il fallait posséder des notions précises sur le fonctionnement normal de chaque organe ; avant la déviation, la règle : cela est élémentaire ; de là la nécessité d'une physiologie rigoureuse, générale et spéciale, dont la chimie physiologique est une branche indispensable ; — pour arriver, en toutes ces matières, à des connaissances aussi complètes que possible, il fallait posséder des méthodes d'observation qui permissent d'approfondir l'étude des lésions et des phénomènes morbides et d'y apporter une plus grande précision.

Il fallait, que vous dirai-je ? il fallait une rénovation totale dans toutes les branches de la médecine. Or, au commencement de notre siècle, aucune de ces conditions préalables n'était suffisamment réalisée ; il n'est donc point surprenant que la substitution des classifications et des méthodes ait été si longtemps retardée.

Mais enfin cette réforme, qui contient en elle tous les progrès actuels et futurs de la médecine, qui a donné à cette partie des connaissances humaines le caractère scientifique qui lui avait toujours fait défaut, cette réforme a été accomplie, et moins de quarante années ont suffi à son achèvement ; de telle sorte qu'on ne sait vraiment ce qu'on doit le plus admirer, de la grandeur colossale de l'œuvre ou de la puissante rapidité de son évolution. Je me trompe. Un fait pourtant est plus surprenant encore, c'est que cette œuvre a été celle d'une seule nation, cette réforme est tout entière d'origine française.

En 1801, dans le temps où Cuvier publiait son *Anatomie comparée*, où Cabanis enlevait à la métaphysique scolastique la psychologie pour la réunir à la physiologie, Bichat fonde l'anatomie générale ; il rapproche dans une lumineuse comparaison l'étude de l'organisation saine de celle de l'organisation malade, créant ainsi la méthode médicale qui consiste dans l'application de la physiologie à l'interprétation des phénomènes morbides ; il jette les fondements de l'anatomie pathologique, dont il proclame l'importance dans un axiome qui est devenu un drapeau ; il établit sur des bases nouvelles et définitives l'expérimentation physiologique ; et, comme pour ne rien omettre dans cette vaste réforme, il substitue aux incohérences de la matière médicale et de la thérapeutique la méthode qui consiste à étudier les effets locaux et généraux des médicaments.

L'impulsion est donnée, elle est féconde. Trois années se passent, et Prost, dans son ouvrage sur la *Médecine éclairée par l'ouverture des corps*, apporte un nouvel appui à l'école anatomo-pathologique naissante, tandis que, deux ans plus tard, en 1806, Fodéré fait paraître un traité de physiologie dont le titre est par lui seul une révélation : *Essai de physiologie positive appliquée spécialement à la médecine pratique.* Cependant, le terrain de la physiologie expérimentale pure ne restait pas inexploré : les travaux de Legallois et de Magendie ouvraient la voie qui devait être parcourue par tant et de si illustres expérimentateurs. Alors aussi, Broussais apportait à la réforme le concours de son admirable talent ; il consommait la ruine du nosologisme en montrant le rôle prépondérant des lésions organiques dans la classe de maladies dites fièvres essentielles ; il achevait la constitution de l'organicisme commencée par Bichat, et il basait sur le rôle de l'inflammation une doctrine médicale, qu'il a malheureusement compromise lui-même par les déductions thérapeutiques qu'il en a tirées, mais qui n'en a pas moins été le véritable point de départ de la doctrine ultérieure sur l'irritation cellulaire.

Depuis l'époque où ces hommes illustres ont doté le monde médical de leurs impérissables travaux, bien des progrès ont été réalisés ; et si vous envisagiez aujourd'hui, en eux-mêmes, les ouvrages dont je viens de vous parler, vous seriez frappés de leur insuffisance sur beaucoup de points, de leurs erreurs sur plusieurs autres. Certes, ce n'est pas moi qui vous conseillerais de borner maintenant vos études d'anatomie générale au Traité de Bichat, de choisir Prost, Petit et Serres pour guides en anatomie pathologique, et de vous adresser à Fodéré ou à Magendie pour apprendre la physiologie. Mais, Messieurs, si voulez faire de ces travaux, qui ont inauguré l'ère nouvelle de la médecine, une appréciation équitable, vous ne devez pas les considérer dans leur individualité isolée, vous ne devez pas les séparer un seul instant de l'époque qui les a produits. C'est là d'ailleurs une loi générale : la solidarité est intime et indissoluble entre l'homme et son époque ; telle œuvre peut être en soi de médiocre valeur qui a pourtant une importance de premier ordre, si l'on considère les temps dans lesquels elle a vu le jour, et l'influence qu'elle a exercée sur le mouvement des esprits et le développement des choses.

Tandis que, grâce à ces réformes fondamentales, la médecine prenait un solide et définitif appui sur l'anatomie pathologique et la physiologie, de nouveaux progrès se préparaient, qui allaient donner à l'observation même une puissance jusqu'alors inconnue.

Laennec créait l'auscultation, c'est assez dire ; et Piorry étendait et perfectionnait à ce point la découverte d'Auenbrugger, qu'il la faisait réellement sienne. Après la chimie physiologique, créée par Lavoisier, la chimie pathologique prenait naissance, et les travaux de Rouelle, de Denis, Le Canu et Boudet devançaient de peu d'années les mémorables recherches d'Andral et de Gavarret. Ainsi, la doctrine organique était constituée, les principes étaient posés, les méthodes de l'observation positive et pénétrante étaient trouvées, il n'y avait plus qu'à en démontrer, la puissance par l'application. Eh bien, notre illustre maître Bouillaud fixait les lois de la pathologie cardiaque, il faisait avec succès les premières tentatives de localisation cérébrale, il créait la nosographie organique, et il donna lui-même la synthèse de cet admirable ensemble de progrès, le jour où il écrivit cette proposition non moins saisissante par sa vérité que par sa concision : La pathologie est la physiologie de l'homme malade. Peu après, Cruveilhier commençait à élever à l'anatomie pathologique un monument qui n'a pas eu d'égal ; et Andral, dans un ouvrage qui sera toujours un modèle, montrait ce que la clinique pouvait attendre de cette rénovation générale, qui fut pour la médecine une seconde renaissance.

Quelle époque, Messieurs ! quelle joie toujours nouvelle et toujours salutaire de nous y reporter ! quel légitime orgueil d'en constater les puissantes et universelles irradiations ; car cette époque a été la source de tous les progrès contemporains, et à l'origine de chacun de ces progrès l'histoire impartiale montre, écrit en traits indélébiles, le nom de l'école de Paris !

A bout de forces après ce prodigieux labeur, la France médicale est entrée dans cette période de recueillement momentané qui suit les grands enfantements. Mais pendant ce temps elle voyait fructifier dans son sein, et partout en dehors d'elle, les idées fécondes qu'elle avait si libéralement prodiguées. Les autres nations, qui avaient contemplé d'abord silencieuses, et comme frappées de stupeur, cet admirable mouvement, ont bientôt secoué cette torpeur d'un instant, pour concourir à l'œuvre devenue commune, aux progrès de laquelle elles ont dès lors largement contribué. Mais quoi qu'elles aient pu faire, quoi qu'elles fassent encore, il y aura toujours entre l'œuvre de la France et la leur la distance qui sépare la découverte de l'application, l'invention des méthodes du perfectionnement des procédés.

Ainsi ont été remplies les conditions qui devaient nécessairement précéder l'avénement de la classification anatomique et des études de pathogénie. De ce concours de progrès, qui constituent la plus glorieuse page d'histoire que les annales de la médecine aient enregistrée, est sortie une pathologie positive, qui a perdu tout caractère conjectural et qui mérite le nom de science, au même titre que l'une quelconque des autres sciences naturelles ; car elle a, comme elles, la fixité du sujet, la stabilité des lois, la rigoureuse précision des méthodes d'observation.

Il y a bien peu d'années encore, la pathologie était définie, en France même, « la branche de la médecine qui traite de l'étude des maladies » ; aujourd'hui j'ai le droit de repousser cette définition, je la rejette en effet, et je dis : la pathologie est « la science qui a pour objet l'étude des maladies ». Dans la définition vulgaire je n'ai changé qu'un mot ; mais ce changement, comme celui des classifications, implique et résume en lui toute la série des réformes accomplies dans notre siècle.

A ce caractère scientifique nouveau de la pathologie doit répondre, vous le pressentez, une nouvelle méthode d'étude et d'enseignement. Que l'anatomie et la physiologie soient l'introduction nécessaire de la pathologie, cela va de soi ; mais cette condition fondamentale, tellement évidente qu'il est presque banal de la rappeler, n'est point suffisante ; il faut que l'observation soit empreinte de cette rigueur qui, par le rejet de toute hypothèse ou de tout fait douteux, conduit à la certitude scientifique ; il faut aussi conformer l'exposé des faits à l'ordre logique, dicté par l'évolution naturelle des choses et par leur importance relative.

Il convient donc de commencer l'étude de chaque maladie par l'examen des causes qui lui donnent naissance ; c'est là un ordre logique, s'il en fut, car la cause précède ses effets. Il faut élaguer de cette étiologie tout ce qui est hypothétique, avoir soin de ne pas confondre les relations de coïncidence avec celles de causalité ; et, quant aux conditions qui jouent réellement le rôle de causes, il ne faut point se contenter d'en faire une énumération plus ou moins heureusement disposée, il faut rechercher les liens qui rattachent la cause à son effet ; en d'autres termes, il faut déterminer les rapports qui existent entre la condition reconnue morbigène et la maladie réalisée, ce qui en constitue à proprement parler la genèse. Alors l'étiologie est vraiment fructueuse, et quoique, ainsi entendue, elle présente encore de nombreuses lacunes, elle prend avec avantage la place de l'étiologie banale, son aînée, l'importance des résultats acquis en compensant largement le petit nombre.

Après l'étiologie, l'ordre logique appelle l'anatomie pathologique, l'altération des liquides ou des solides étant, par rang de date et par rang d'importance, le premier effet de l'action de la cause sur l'organisme. Elle est en outre l'origine de l'ensemble des phénomènes qui constituent la symptomatologie, elle seule peut en donner la clef, elle seule permet de substituer une description rationnelle à cette autre méthode qui n'est qu'un exercice mnémologique ; ce serait donc un complet renversement de la filiation naturelle des faits, que d'aborder l'étude des symptômes avant celle des lésions ou du siége organique de la maladie. Mais pour que la notion anatomique donne réellement ces fruits précieux, il ne suffit pas de connaître la lésion parachevée en son entier développement ; il faut en savoir les phases initiales aussi bien que les terminales, il faut suivre le mode de leur succession, le processus en un mot, et la description qu'on en fait doit être sévèrement conforme à l'ordre même de cette production. Il faut aussi donner place aux altérations secondaires que la lésion de l'organe primitivement atteint peut provoquer dans d'autres parties qui lui sont unies par la communauté fonctionnelle, ou par la communauté vasculaire, ou par l'affinité de tissu. Ainsi comprise et présentée, la description anatomo-pathologique n'est plus un paragraphe séparé et séparable de l'histoire de la maladie, elle en devient la base solide, et la symptomatologie en découle, pour ainsi dire d'elle-même, par une série de conséquences rationnelles.

La méthode nouvelle n'a pas moins d'exigences pour l'étude des symptômes.

Il ne suffit pas de les connaître dans leur existence et dans leurs caractères ; si vous vous bornez là, vous ne ferez pas mieux que nos devanciers ; car vous serez encore réduits, comme eux, à enregistrer confusément et comme au hasard des phénomènes qui resteront pour vous lettre close, parce que vous n'aurez pas porté vos regards au delà de la simple constatation des faits. Il ne suffit pas vraiment de savoir que dans telle maladie donnée on observe tel ou tel symptôme ; pour moi, du moins, je ne puis me contenter de cet énoncé ; je veux plus encore, je veux savoir, autant que cela est possible, la raison d'être et le mode de production.

Cette partie de l'étude ne présenterait pas de grandes difficultés, si chaque symptôme avait toujours une seule et même origine. Mais il est bien loin d'en être ainsi. Un symptôme, je vous l'ai dit plusieurs fois déjà, n'est que le trouble d'un acte fonctionnel ; or un acte fonctionnel, quelque simple qu'on le suppose, est toujours le résultat d'une série d'opérations subordonnées, qui constituent, pour la manifestation régulière de la fonction, autant de conditions distinctes et nécessaires.

Cela étant, le désordre de la fonction ou symptôme peut nécessairement avoir tout autant d'origines diverses ; de sorte qu'à l'analyse physiologique, qui décompose l'acte normal en ses conditions élémentaires, doit répondre une analyse pathogénique, qui recherche laquelle de ces conditions élémentaires a été troublée, et par quel mécanisme elle a donné lieu à la manifestation fonctionnelle anormale. En d'autres termes, avec la constatation du phénomène, il faut son origine et sa condition instrumentale ; et pour atteindre ce but, indispensable condition d'une symptomatologie scientifique, je m'adresse à l'analyse physiologique qui dit le *pourquoi*, et à l'analyse pathogénique qui révèle le *comment*. Le pourquoi et le comment des choses, tout est là.

La même méthode analytique doit être appliquée à l'étude des rapports qui unissent les symptômes ou les groupes de symptômes les uns aux autres. Si les phénomènes morbides se développent dans un ordre régulier qui constitue la marche de la maladie, ce n'est point par suite de quelque chronologie fatalement préétablie, c'est en raison des lois d'une subordination saisissable. Il n'y a rien de fatidique en médecine; la pathologie mystérieuse qui aime à procéder par oracles, mais qui bien souvent aussi est obligée de se retrancher, pour voiler son impuissance, derrière la théorie facile de la malignité, cette pathologie avait trouvé un suprême asile précisément dans la classe de maladies que nous devons étudier ensemble : elle a été emportée de ce dernier refuge par le courant grossissant du progrès. Soyez-en certains; si, dans le cours d'une maladie, un symptôme ou un groupe de symptômes apparaît secondairement, c'est qu'il est la conséquence physiologiquement nécessaire de celui qui l'a précédé. De même donc que l'anatomie pathologique a ses lésions à distance, effets secondaires de l'altération de l'organe qui est le siége primitif du mal, de même la symptomatologie a ses phénomènes de seconde et de troisième étape, qui ne sont point la conséquence directe de la cause de la maladie ou de la lésion initiale, mais qui sont le produit des désordres les premiers en date.

L'analyse éclairée par la physiologie et la pathogénie révèle ainsi, dans toute maladie, des symptômes primordiaux et des phénomènes secondaires; ceux-là, directement issus de la cause morbigène ou de l'altération organique initiale qu'elle a déterminée, sont fondamentaux et constants; ceux-ci sont contingents et variables, subordonnés qu'ils sont à l'intensité, à la durée des premiers, ou à telle autre condition mobile.

Que l'on méconnaisse cette distinction, et la symptomatologie, malgré tous les progrès réalisés d'autre part, reste encore un assemblage incohérent, qui pousse la confusion à ce point de mêler tout ensemble les effets et les causes. Seule, la méthode de la dissociation pathogénique peut porter la lumière dans ce chaos; non-seulement elle donne aux faits la place que comporte leur importance relative, mais, groupant les symptômes suivant leur subordination réciproque, elle donne la raison de leur développement et de leur date, et substitue ainsi à la chronologie muette et quasi brutale de tantôt, une filiation rationnelle, dont les termes, hiérarchiquement classés, sont logiquement déduits les uns des autres.

La rigoureuse obéissance à ces principes, que j'ai formulés et appliqués dès 1860, est déjà une puissante garantie de succès dans l'étude de la pathologie; mais cependant il faut plus encore.

Messieurs, les époques semblables à celle dont je vous ai rappelé l'histoire, durant lesquelles le progrès scientifique est concentré dans une seule nation, sont des époques d'exception ; ce sont des dérogations temporaires à l'ordre normal ; on les retrouve à l'origine de toutes les grandes transformations qui marquent les étapes progressives de la science ; puis, une fois le mouvement ascensionnel accompli, tout rentre dans la règle. Or, la règle, c'est la diffusion sensiblement égale du travail, et, partant, du progrès. En conséquence, dans les temps de développement calme et régulier, une nation n'est plus qu'un élément dans le concours général, et, quelque important que soit cet élément, son unité ne peut valoir contre la pluralité, au point que l'on puisse négliger sans péril les travaux de provenance étrangère. Aussi les études généralisées sont-elles une autre condition indispensable aux progrès de la pathologie. Cette préoccupation, je le sais, a été souvent taxée de puérile ; cette sollicitude a été représentée comme une précaution inutile, ou même qualifiée de prétentieux étalage. Comment ! il serait puéril d'agrandir le cercle de ses connaissances en utilisant les travaux étrangers ! Comment, ce serait là une précaution inutile ! Ah ! vraiment, malgré la fréquence avec laquelle cette assertion a frappé mes oreilles, j'ai peine à croire encore qu'elle ait pu être formulée. Eh bien ! je vous dis, moi, que si vous avez le malheur de suivre ce conseil et de commettre la faute à laquelle il vous invite, vous serez exposés à de déplorables erreurs, et que vous vous trouverez plus d'une fois dépourvus de notions exactes en présence de sujets dont vous serez forcément amenés à vous occuper.

Depuis une quinzaine d'années, l'étiologie de la fièvre typhoïde a été l'objet de recherches considérables et du plus haut intérêt. Le poison générateur du mal est-il toujours transmis ? Suppose-t-il toujours un malade préalable ? ou bien peut-il prendre naissance spontanément dans certaines conditions particulières ? Telle est la question qui est débattue. Eh bien ! supposez que, pour répondre à cette question, vous n'utilisiez qu'une partie des travaux qu'elle a suscités, au lieu de les envisager en totalité : il y a bien des chances pour que les hasards de votre sélection, voulue ou non voulue, vous amènent à une conclusion erronée, car ils ont bien pu ne vous donner sur le sujet que des notions imparfaites. Forts de vos recherches, qui sont demeurées unilatérales, vous affirmerez, par exemple, en toute sincérité et avec la plus parfaite apparence de légitimité, la transmission constante de la mala-

die par un malade antécédent ou par un produit venant de lui ; et cependant les documents qu'une malencontreuse fortune vous a fait lais-
ser dans l'ombre s'élèvent contre votre proposition, qu'ils condamnent.
Les notions que vous aviez acquises avant de conclure étaient pourtant
exactes ; mais elles ont été incomplètes et elles vous ont conduits droit
à l'erreur. Eussiez-vous fait intervenir, dans votre élaboration préalable, certaines épidémies de Suisse, d'Allemagne, de Russie et des pays
transatlantiques, vous auriez bientôt été arrêtés, et vous auriez reconnu
la nécessité d'une conclusion opposée, puisque des milliers de faits de
transmission ne peuvent infirmer un seul cas bien avéré de développement spontané.

Voulez-vous une autre preuve ? Il faut bien que je vous la donne ; il
faut bien que je réussisse enfin à vous convaincre, puisque les mêmes
banalités vont se reproduisant sans cesse. Depuis trois ans et plus, on
discute en France la valeur de la méthode de Brand dans le traitement
de la fièvre typhoïde ; or, la méthode de Brand n'a jamais été appliquée
en France ; ce qu'on a fait, c'est le traitement par les bains froids, le-
quel est une chose notablement différente.

Eh bien, que pensez-vous d'une semblable confusion ? Trouvez-vous
que ce soit là un résultat bien encourageant pour la limitation de vos
vues sur l'horizon le plus resserré ?

Ah ! croyez-le bien, le fameux : « Moi, c'est assez ! » n'est pas d'ordre
scientifique ; qu'il soit la marque d'une aveugle présomption, ou bien
l'effet d'une regrettable impuissance, il n'importe ; mais ce qui est po-
sitif, c'est que c'est le plus redoutable obstacle au progrès. Il faut à la
pleine expansion de ce dernier un libre et permanent échange des pro-
ductions intellectuelles de toute provenance ; il faut cette communion
incessante qui fait concourir à l'avancement général les efforts de chaque travailleur dans chaque pays ; j'entends, cela va de soi, une communion ouverte et au grand jour, et non pas une communion dissimu-
lée, qui transformerait l'échange loyal en une ténébreuse contrebande.

Quant à moi, tant que j'aurai un souffle, tant que je tiendrai une
plume, je continuerai à combattre pour la méthode des études généralisées : c'est là le bon combat, et pour nous qui avons l'honneur de
vous instruire, pour nous qui avons ainsi charge d'âmes, c'est un devoir étroit ; car ce que nous vous devons, ce n'est pas une vérité frac-
tionnée ou faussée par l'étroitesse de nos vues personnelles, c'est la

vérité tout entière, ou du moins telle que la science la possède réellement, dans l'intégrité totale qui surgit de l'universalité des travaux.

Un mot encore sur une dernière condition, indispensable à la fois aux
progrès de la science et à ceux de vos études. Vous ne devez point vous
borner à recueillir les enseignements qui vous sont donnés, vous devez
vous efforcer de les élargir, et surtout de les vérifier par votre propre
travail. Il n'y a plus de maîtres au sens autocratique du mot ; il y a des
hommes qui, plus âgés que vous, ont étudié plus longtemps que vous,
ont vu plus de choses que vous, et qui exercent l'enviable privilége de
vous faire part des résultats de leurs méditations ; mais tout cela ne
doit être accepté que sous bénéfice de contrôle ; car nul n'est infaillible,
vous le savez bien ; loin de là, dans toutes les sphères, la seule préten-
tion à l'infaillibilité est un signe certain de décadence et de ruine.

Ce libre et personnel examen, auquel je vous convie de toutes mes
forces, est la plus sérieuse garantie et le plus puissant moyen du perfectionnement de la science ; il est issu de la libération du joug scolastique, qui était la condition primordiale de tous les progrès ; aussi vous
ne devez jamais oublier à qui nous la devons. Elle est ancienne déjà
dans son origine ; elle date de cette époque mémorable où un souffle
de réforme ébranlait les fondements du vieux monde ; elle est due à un
enfant de ce pays qui a été le berceau de toutes les libertés, à un médecin suisse, à Paracelse. En 1526, il inaugurait son enseignement à
l'Université de Bâle en brûlant devant ses auditeurs les œuvres de Galien
et d'Avicenne ; non point qu'il entendît témoigner ainsi pour ces œuvres
un dédain qui eût été une injustice et une erreur : non ; il voulait marquer par là le terme de leur domination jusqu'alors omnipotente, il
voulait surtout marquer l'avénement de l'initiative personnelle. On a
dit que, dans cette démonstration un peu théâtrale, Paracelse n'a été
qu'un pâle imitateur de Luther ; mais qu'importe ? la corrélation de
ces deux actes prouve simplement que rien ne se fait de prime saut,
que tout se tient et s'enchaîne dans le développement progressif de
l'humanité, elle prouve que l'affranchissement philosophique a précédé l'affranchissement scientifique, mais il n'en demeure pas moins
vrai que Paracelse a enlevé la médecine, et par suite la science, à l'op-
pression stérilisante de l'autorité scolastique, comme son devancier,
sur un autre terrain, avait arraché la liberté de conscience aux étouf-
fantes étreintes de la théocratie romaine.

Ces deux protestations se complètent l'une l'autre, elles ne sauraient s'amoindrir. Quelle qu'ait pu être ici l'influence de Luther, c'est bien au médecin de Bâle que remonte l'origine de l'autonomie de la science ; et les cendres galéniques, jetées au vent par sa main libératrice, ont été la semence salutaire qui a porté jusqu'aux confins du monde les fruits inestimables de la liberté d'examen.

Ah ! que voilà certes un précieux héritage ; c'est à lui que vous devez d'être des juges indépendants et non pas de passifs auditeurs ; aussi, je vous en adjure, ne le laissez jamais péricliter, ne le gardez point improductif. Travaillez par vous-mêmes, jugez par vous-mêmes ; considérez les enseignements que vous recevez par la parole ou par la plume comme de simples guides pour vos propres études, ne les tenez jamais pour des dogmes immuables qui s'imposent à votre approbation.

Telles sont, Messieurs, les règles que j'ai constamment suivies dans mes travaux ; tels seront aussi les principes de mon enseignement. La tâche est lourde, je le sais, mais j'ai bon espoir : vous m'avez prouvé que votre concours m'est acquis, et quant à moi, vous pouvez être assurés de tous mes efforts ; car je n'aurai jamais assez de zèle, jamais assez de dévouement pour répondre à la confiance que m'ont témoignée mes maîtres, et pour reconnaître dignement l'accueil que vous m'avez fait aujourd'hui.

PARIS. — IMPRIMERIE E. MARTINET, RUE MIGNON, 2.

www.ingramcontent.com/pod-product-compliance
Ingram Content Group UK Ltd.
Pitfield, Milton Keynes, MK11 3LW, UK
UKHW022250070726
13613UKWH00005B/2211